An die lieben Pflegekräfte
Wichtige Informationen der Familie

AF191239

Herold zu Moschdehner

An die lieben Pflegekräfte

Wichtige Informationen der Familie

Bibliografische Information der Deutschen
Nationalbibliothek
Die Deutsche Nationalbibliothek verzeichnet
diese Publikation in der Deutschen
Nationalbibliografie; detaillierte bibliografische
Daten sind im Internet über http://dnb.d-nb.de
abrufbar.

ISBN   9783756840779

9,99 Euro

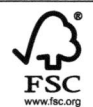

Die Selbstständigkeit Ihrer Eltern ist nicht mehr gegeben und der traurige Schritt: „Altersheim", steht bevor. Es gibt keinen anderen Weg, aber sie möchten Informationen über ihren Angehörigen mit auf den Weg geben. Das was er mag, liebt, was ihn interessierte und was ihn sein Leben lang ausmachte? So, dass sein Inneres irgendwie mitgeht und eine gute Pflegekraft nach Lesung intensiver und gezielter auf ihn eingehen kann? Dieses Buch gibt Ihnen die Möglichkeit dazu.

Viele einfache Fragen sind zu beantworten. Setzen Sie sich mit der Familie zusammen und auch mit dem älteren oder kranken Menschen und führen sie die Informationen zusammen.

Ihr Herold zu Moschdehner

Dieses Buch enthält Informationen über:

Lieblingsessen:

Lieblingsgetränke:

Beruflicher Werdegang:

Hobbys:

Diese Familienangehörigen gehören zu ihm/ihr:

Die schönsten Momente der Familie mit ihm/ihr:

Seine/Ihre schönsten Momente im Leben:

Typisch. Das hat er/sie immer wieder gesagt:

Schicksalsschläge:

Das mag er/sie gar nicht:

Das mag er/sie:

Frauen oder Männergeschmack:

Diese Kunst mag er/sie:

Schöne Reisen in ihrem/seinem Leben:

Berührungen, die gerne empfangen werden:

Damit kann man ihm/ihr immer eine Freude machen:

Da reagiert sie/er stets allergisch:

Körperliche Allergien:

Diese Gegenstände in seinem Zimmer, sind ihm lieb
und müssen bleiben: